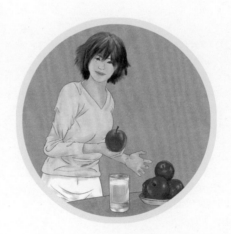

中国疾病预防控制中心
全民健康生活方式行动国家行动办公室 编

健康加减法

三减三健核心信息

U0278372

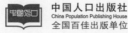
中国人口出版社
China Population Publishing House
全国百佳出版单位

图书在版编目（CIP）数据

健康加减法：三减三健核心信息 / 中国疾病预防控
制中心，全民健康生活方式行动国家行动办公室编. -- 2
版. -- 北京：中国人口出版社，2020.9
　　ISBN 978-7-5101-5644-1

　　Ⅰ.①健… Ⅱ.①中… ②全… Ⅲ.①保健–基本知
识 Ⅳ.①R161

中国版本图书馆CIP数据核字（2020）第171669号

健康加减法：三减三健核心信息

JIANKANG JIAJIANFA：SANJIAN SANJIAN HEXIN XINXI

中国疾病预防控制中心
全民健康生活方式行动国家行动办公室　编

责 任 编 辑	张宏文
装 帧 设 计	北京楠竹文化发展有限公司
绘　　　图	史衍成
责 任 印 制	林　鑫　单爱军
出 版 发 行	中国人口出版社
印　　　刷	和谐彩艺印刷科技（北京）有限公司
开　　　本	787毫米×1092毫米　1/16
印　　　张	5.5
字　　　数	70千字
版　　　次	2020年9月第2版
印　　　次	2020年9月第1次印刷
书　　　号	ISBN 978-7-5101-5644-1
定　　　价	16.00元

网　　　址	www.rkcbs.com.cn
电 子 信 箱	rkcbs@126.com
总编室电话	（010）83519392
发行部电话	（010）83510481
传　　　真	（010）83538190
地　　　址	北京市西城区广安门南街80号中加大厦
邮 政 编 码	100054

"健康中国2030"规划纲要专家组

组长

王陇德

副组长

刘德培

成员（按姓氏笔画排序）

马军	王辰	卢元镇	刘尚希	刘国恩	李波
李铁	肖诗鹰	何传启	张伯礼	於方	胡鞍钢
柯杨	姚宏	高福	葛廷风	詹启敏	鲍明晓

"健康中国行动"专家咨询委员会

主任委员

王陇德

副主任委员

王 辰 胡盛寿 高 福 赫 捷

委员（按姓氏笔画排序）

于金明	马 军	马文军	马玉杰	马建中	王 生
王大庆	王文瑞	王拥军	王金南	王建业	王谢桐
王福生	孔灵芝	孔祥清	厉彦虎	宁 光	朱 军
朱凤才	乔 杰	邬堂春	刘 峰	刘兴荣	刘俊明
刘剑君	刘维林	汤乃军	孙殿军	苏 旭	李 松
李 涛	李 雪	李长宁	李祥臣	李景中	李新华
李耀强	杨 静	杨月欣	杨文敏	杨莉华	杨维中
杨毅宁	吴 建	吴先萍	吴宜群	张 伟	张一民
张华东	张伯礼	张雁灵	张湘燕	张新卫	张澍田
陆 林	陈永祥	陈君石	陈荣昌	陈雪峰	陈博文
邵 兵	季加孚	金龙哲	周晓农	周敏茹	周敬滨
屈卫东	赵旭东	赵建华	钟南山	段 勇	施小明
祝小平	贾伟平	顾 硕	钱晓波	倪 鑫	徐 勇
徐东群	徐建国	郭万申	郭新彪	席 彪	陶 澍
黄发源	黄惠勇	黄璐琦	常 春	葛均波	韩雅玲
曾晓芃	赫元涛	廖文科	廖远朋	缪剑影	樊 嘉
瞿 佳	瞿介明				

本书编委会

总主编　梁晓峰

主　编　吴　静

副主编　王静雷　张晓畅

编　委　白雅敏　中国疾控中心慢病中心

　　　　丁贤彬　重庆市疾控中心

　　　　董　忠　北京市疾控中心

　　　　郭晓雷　山东省疾控中心

　　　　姜综敏　上海市爱卫办

　　　　李　梅　北京协和医院

　　　　李　园　北京大学乔治健康研究所

　　　　刘爱玲　中国疾控中心营养与健康所

　　　　刘雪楠　北京大学口腔医院

　　　　马新颜　河北省石家庄市疾控中心

　　　　潘晓群　江苏省疾控中心

荣文笙　北京大学口腔医院

王春晓　中国疾控中心慢病中心

胥　江　四川成都青羊区疾控中心

徐莉娜　贵州省疾控中心

颜　玮　江西省疾控中心

张　军　山东省济南疾控中心

祝淑珍　湖北省疾控中心

顾　问　孔灵芝　中华预防医学会

丁钢强　中国疾控中心营养与健康所

赵文华　中国疾控中心营养与健康所

王临虹　中国疾控中心慢病中心

王若涛　中国疾控中心

陶茂萱　中国健康教育中心

出版前言

"健康中国行动"科普出版是实施健康中国战略、落实《"健康中国2030"规划纲要》《健康中国行动（2019～2030年）》的重要举措。

按照中央宣传部和国家卫生健康委领导指示精神，健康中国行动科普出版项目要围绕健康中国行动总体部署，紧紧依靠"健康中国2030"规划纲要专家组和"健康中国行动"专家咨询委员会的指导，全面、规范、有序推进。作为国家卫生健康委的直属联系单位，中国人口出版社在中央宣传部、国家卫生健康委各司（厅、局）和直属联系单位以及专家组专家的指导下，制订了《健康中国行动科普出版项目实施方案》，涵盖三大领域：一是出版卫生健康法律法规、标准规范、指南、经验、研究成果等工具类图书，作为社会各界实施健康中国战略、"把健康融入所有政策"的指导与参考；二是出版与卫生健康相关的国家和行业职业考试培训教材；三是出版面向大众的健康科普读物，适当引进其他国家健康科普成果，"强化健康常识，普及健康知识"，提高公民健康素养。计划在3年内推出1300种健康科普出版物。

我们坚信，在党中央的坚强领导、相关部委的支持以及专家组专家的指导下，健康中国行动科普出版项目一定能为广大人民群众提供更加丰富多彩、科学实用、"真善美"兼备、具有亲和力的健康科普产品。敬请期待。

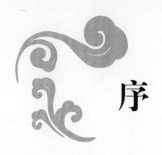

序

　　"全民健康生活方式行动"是由国家卫生计生委（原卫生部）疾病预防控制局、全国爱国卫生运动委员会办公室、中国疾病预防控制中心于2007年在全国范围内共同发起的全民行动。过去10年间，行动已覆盖全国82%的县区。在各地各部门和社会各界的共同努力下，全民健康生活方式行动以"和谐我生活，健康中国人"为主题，积极倡导"日行一万步，吃动两平衡，健康一辈子"的健康理念，唱响"我行动、我健康、我快乐"的口号，不断传播健康知识、普及健康技能、推广健康行动，全民健康生活方式行动的旗帜遍布祖国大地。

　　2017年4月28日，国家卫生计生委、国家体育总局、中华全国总工会、共青团中央、全国妇联五部门共同启动全民健康生活方式行动第二阶段工作。今后一段时期，各地将有针对性地开展"三减三健"专项行动。我欣喜地看到，中国疾病预防控制中心全民健康生活方式行动国家行动办公室在很短的时间里，将减盐、减油、减糖、健康口腔、健康体重、健康骨骼六个方面的宣传核心信息集结成册，并以通俗易懂的形式发布给社会公众。

　　我相信在不久的将来，通过大家共同的努力，积极倡导健康文明的生活方式，让广大人民群众都能参与到行动中来。"我的健康我做主。"让我们每个人都为建设健康中国，全面建成小康社会做出应有的贡献。

中华预防医学会会长中国工程院院士　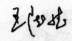

2017 年 7 月

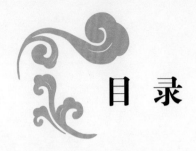

目 录

第一章

『减盐』核心信息

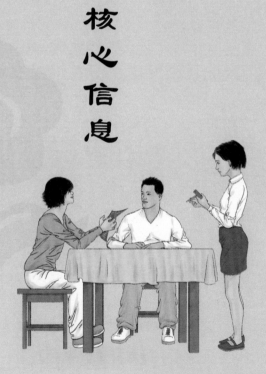

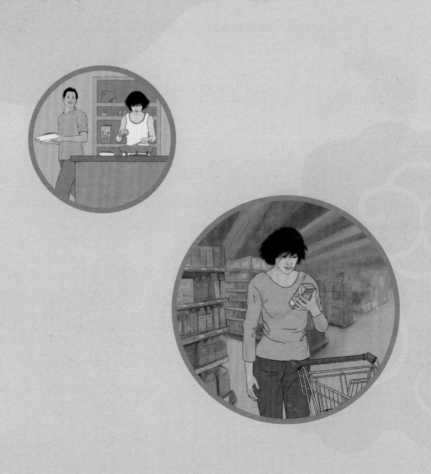

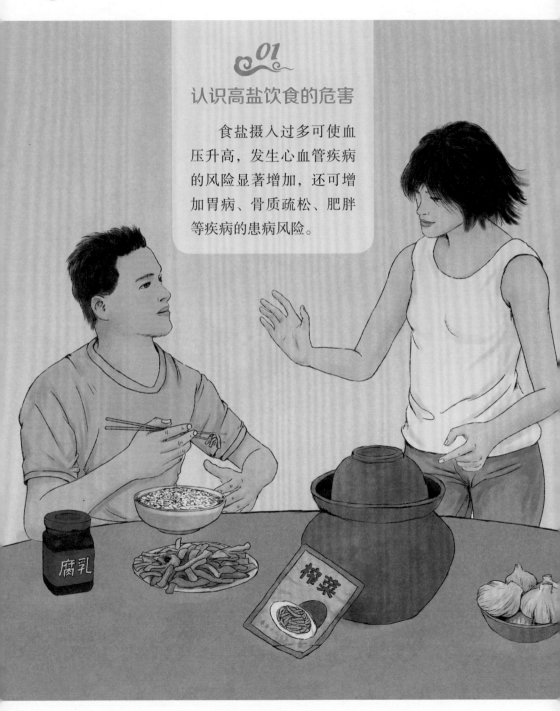

01
认识高盐饮食的危害

食盐摄入过多可使血压升高，发生心血管疾病的风险显著增加，还可增加胃病、骨质疏松、肥胖等疾病的患病风险。

控制食盐摄入量

　　《中国居民膳食指南》推荐健康成年人每人每天食盐摄入量不超过 6g；2～3岁幼儿不超过 2g；4～6岁幼儿不超过 3g；7～10岁儿童不超过 4g；65岁以上老年人应不超过 5g。

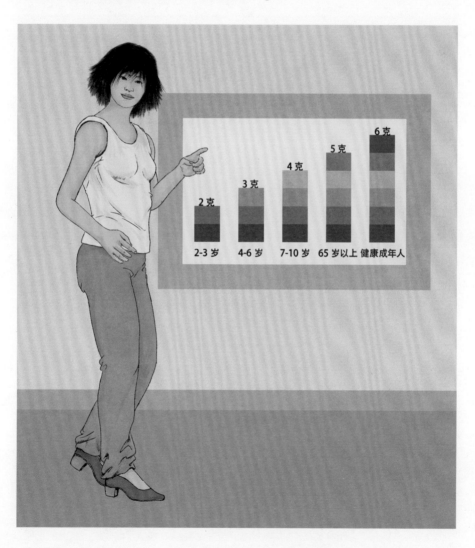

03

使用定量盐勺

　　烹调时少放 5%～10% 的盐并不会影响菜肴的口味。建议使用定量盐勺控制放盐量，尝试用辣椒、大蒜、醋和胡椒等为食物提味，减少味觉对咸味的关注。

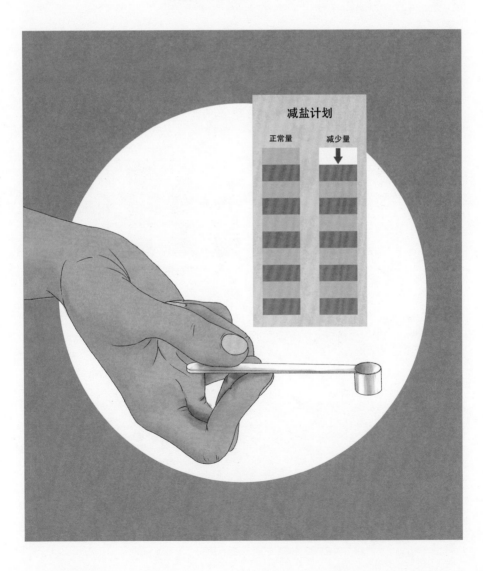

04

少吃咸菜
多食蔬果

少吃榨菜、咸菜和酱制食物，或选择低盐榨菜。蔬菜水果含钠较少，建议每餐都有新鲜的蔬果，推荐酸奶、蛤蜊、比目鱼、橙汁和牛奶等含钾较高的食物，有助于稳定血压。

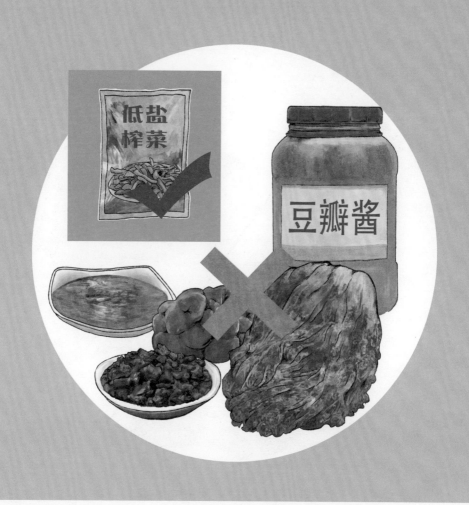

05

少吃高盐的包装食品

熟食肉类或午餐肉、香肠和罐头食品（如咸牛肉、火腿肉、卤蛋、咸蛋、牛肉干、鱼罐头等）的钠盐含量很高，建议选择新鲜的肉类、海鲜和蛋类，不吃或少吃添加食盐的加工食品和罐头食品。

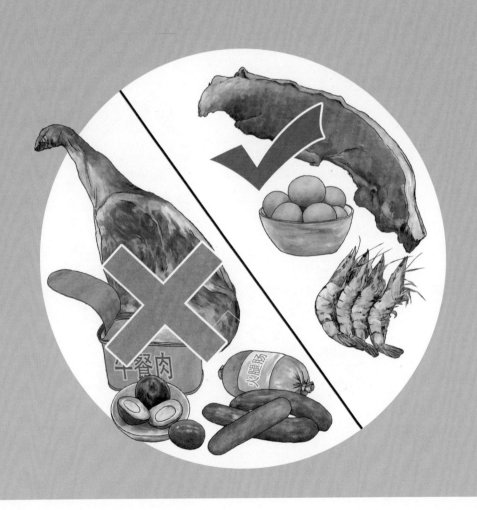

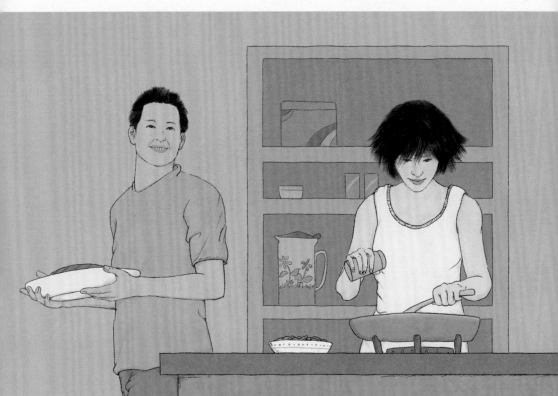

06
逐渐减少钠盐摄入

减盐需要循序渐进，让味蕾慢慢感受和适应不同食物的自然风味，味觉对咸味的需求会随着时间的推移逐渐降低。

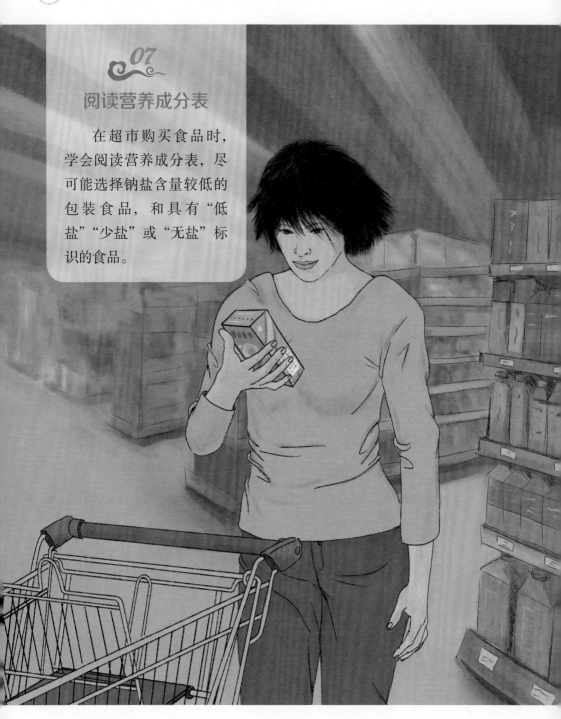

07

阅读营养成分表

在超市购买食品时，学会阅读营养成分表，尽可能选择钠盐含量较低的包装食品，和具有"低盐""少盐"或"无盐"标识的食品。

**外出就餐选择
低盐菜品**

尽可能减少外出就餐，在外就餐时主动要求餐馆少放盐，尽量选择低盐菜品。

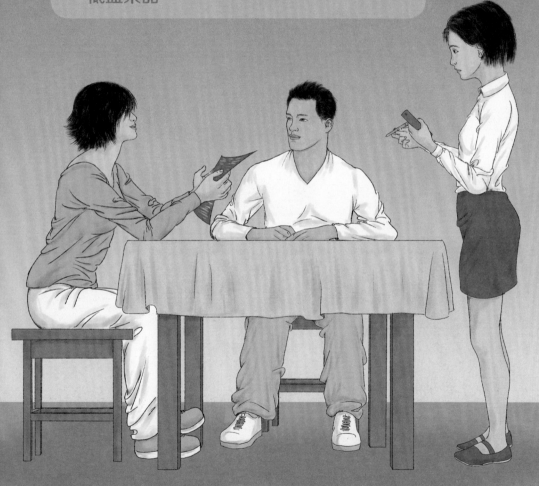

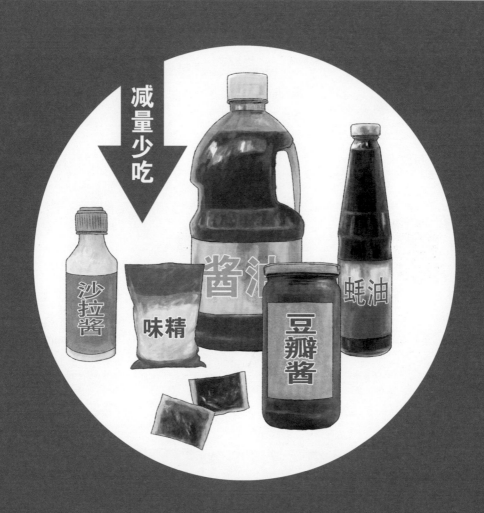

09

关注调味品

　　酱油、蚝油、豆瓣酱、味精、鸡精、沙拉酱和调料包这类调味品的钠盐含量较高。建议选择低钠盐、低盐酱油，减少味精、鸡精、豆瓣酱用量，使用混合调味包时只撒一点点即可，不将整包用完。

警惕"藏起来"的盐

方便面、挂面、面包、速冻食品等方便食品，以及五香瓜子、话梅、果脯、薯条等一些零食里都含有较多的不可见盐。其中有些食品尝起来感觉不到咸味，建议少食用"藏盐"的加工食品。

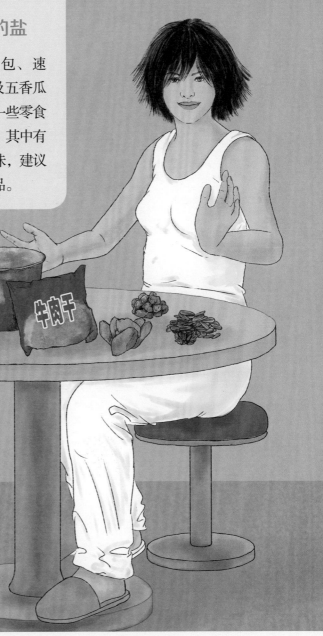

第二章

『减油』核心信息

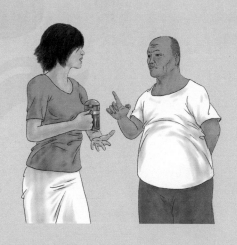

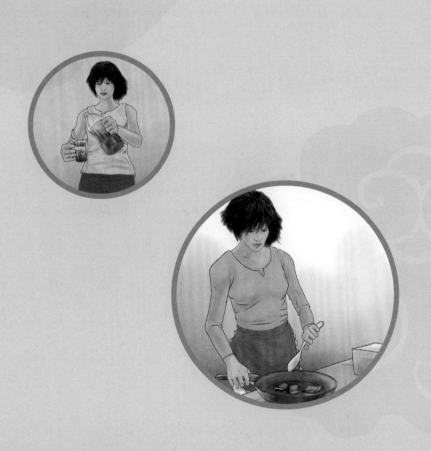

01
科学认识烹调油

烹调油有助于食物中脂溶性维生素的吸收利用，除了可以增加食物的口味外，还是人体必需脂肪酸和维生素 E 的重要来源。但过多脂肪摄入会增加糖尿病、高血压、血脂异常、动脉粥样硬化和冠心病等慢性病的发病风险。

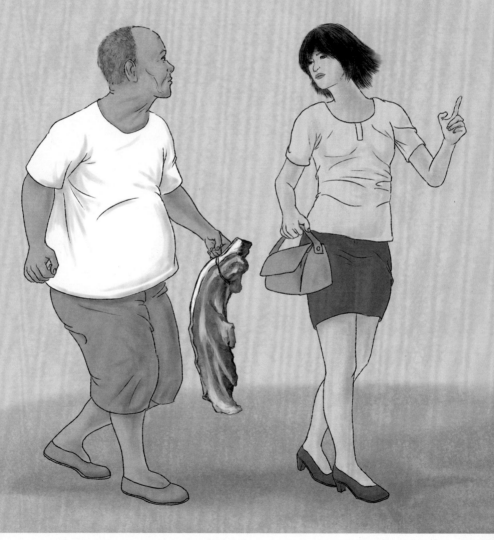

02
控制烹调油
摄入量

《中国居民膳食指南》推荐，健康成年人每人每天烹调用油量不超过 25 ～ 30g。

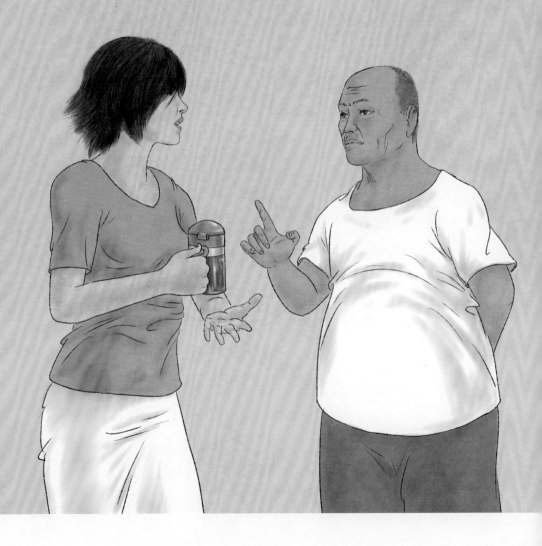

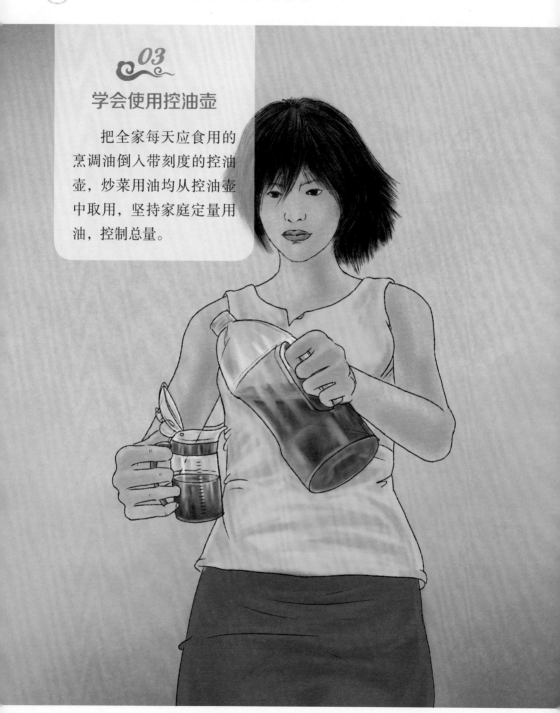

03

学会使用控油壶

把全家每天应食用的烹调油倒入带刻度的控油壶，炒菜用油均从控油壶中取用，坚持家庭定量用油，控制总量。

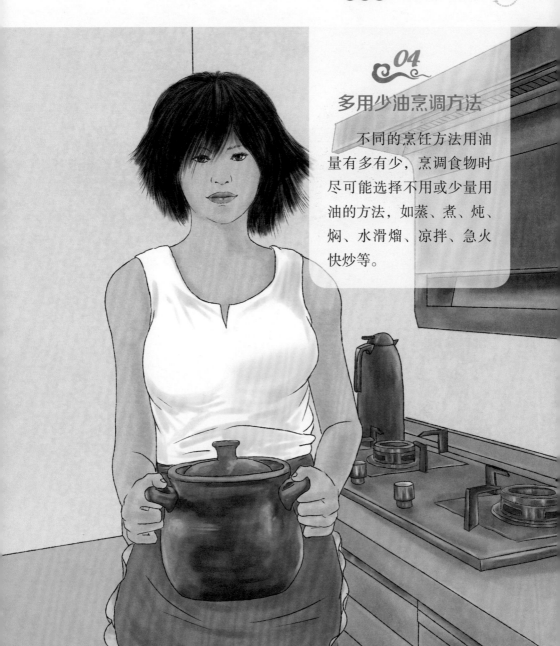

04

多用少油烹调方法

不同的烹饪方法用油量有多有少，烹调食物时尽可能选择不用或少量用油的方法，如蒸、煮、炖、焖、水滑熘、凉拌、急火快炒等。

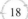
05

少用多油烹饪方法

有些食物如面包、馒头、薯片、鸡蛋等在煎炸时会吸取较多油。最好少用煎炸的方法来烹饪食物，或用煎的方法代替炸，也可减少烹调油的摄入。

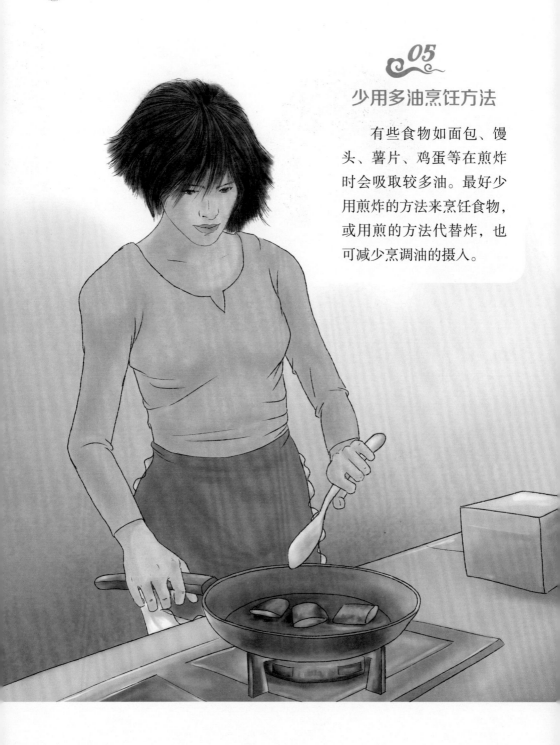

少吃油炸食品

少吃或不吃如炸鸡腿、炸薯条、炸鸡翅、油条、油饼等油炸食品。在外就餐时主动要求餐馆少放油，少点油炸类菜品。

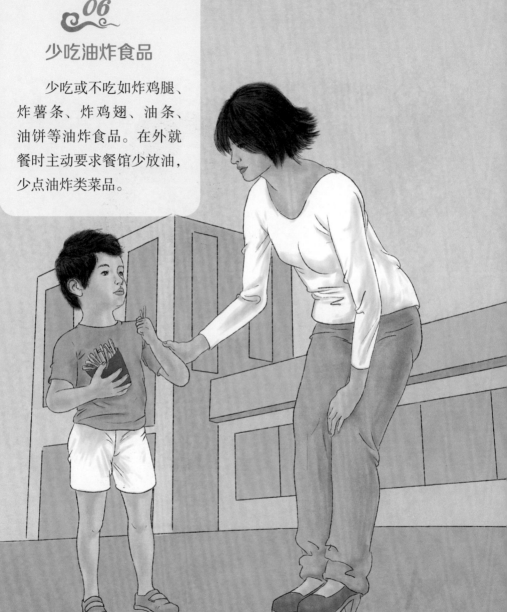

少用动物性脂肪

动物性脂肪的饱和脂肪酸比例较高。过多摄入会增加肥胖的发生，应减少使用数量和频次，或用植物性油代替，食用植物性油建议不同种类交替使用。

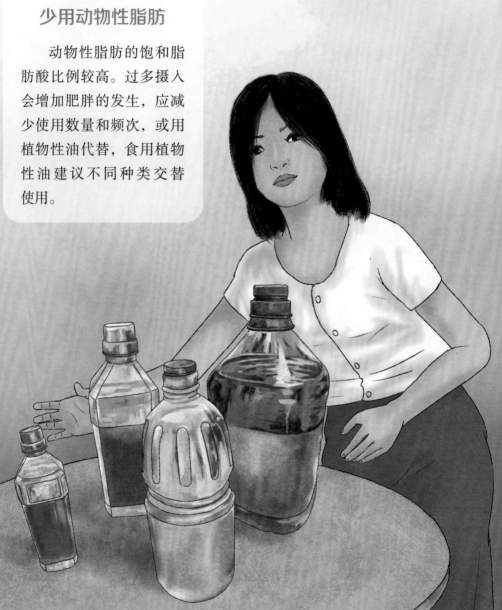

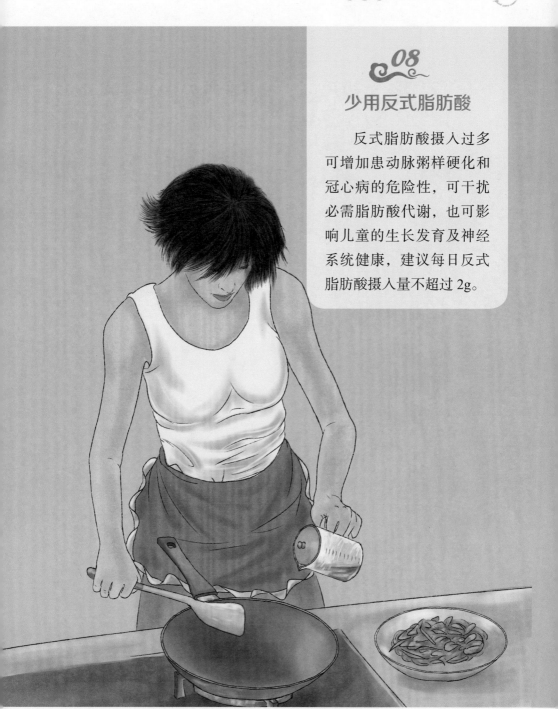

08
少用反式脂肪酸

　　反式脂肪酸摄入过多可增加患动脉粥样硬化和冠心病的危险性，可干扰必需脂肪酸代谢，也可影响儿童的生长发育及神经系统健康，建议每日反式脂肪酸摄入量不超过2g。

09
不喝菜汤

烹饪菜品时一部分油脂会留在菜汤里，建议不要喝菜汤或食用汤泡饭。

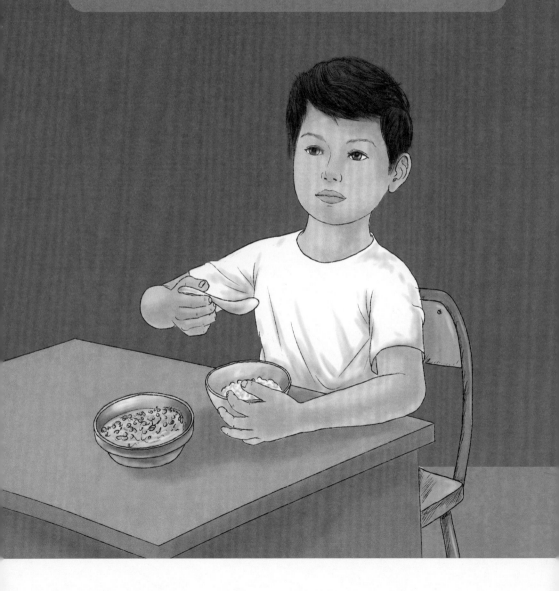

10 关注食品营养成分表

学会阅读营养成分表，在超市购买食品时，选择含油脂低，不含反式脂肪酸的食物。

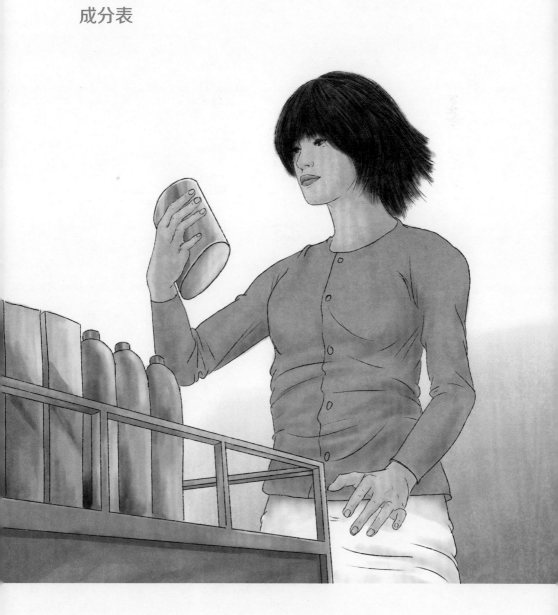

第三章 『减糖』核心信息

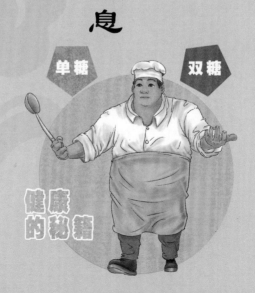

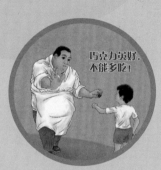

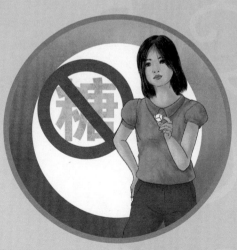

减少添加糖的摄入

各类人群均应减少添加糖的摄入，但不包括天然水果中的糖和主食中的天然碳水化合物。

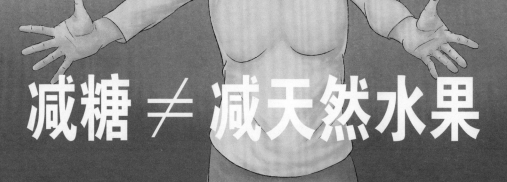

减糖 ≠ 减天然水果

02

认识添加糖

添加糖是指人工加入到食品中的糖类，具有甜味特征，包括单糖和双糖。常见的有蔗糖、果糖、葡萄糖等。日常生活中食用的白砂糖、绵白糖、冰糖、红糖都是蔗糖。

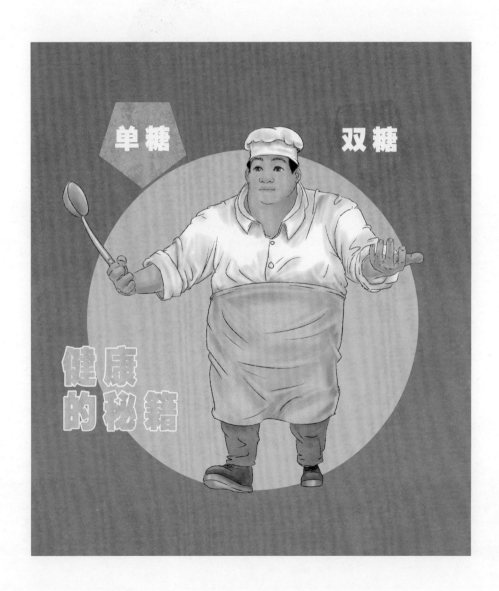

03

过多摄入糖的危害多

饮食中的糖是产生龋齿最重要的危险因素。添加糖是纯能量食物，不含其他营养成分。过多摄入会造成膳食不均衡，增加超重、肥胖以及糖尿病等慢性疾病的患病风险。

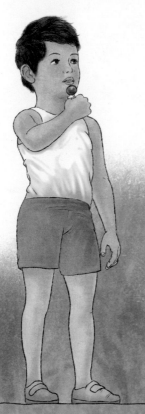
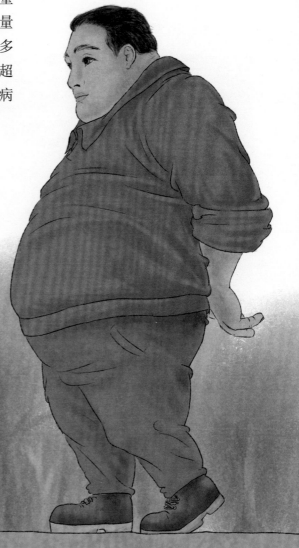

04

**控制添加糖
摄入量**

　　《中国居民膳食指南》推荐成年人每人每天添加糖摄入量不超过 50g，最好控制在 25g 以下，糖摄入量控制在总能量摄入的 10% 以下。

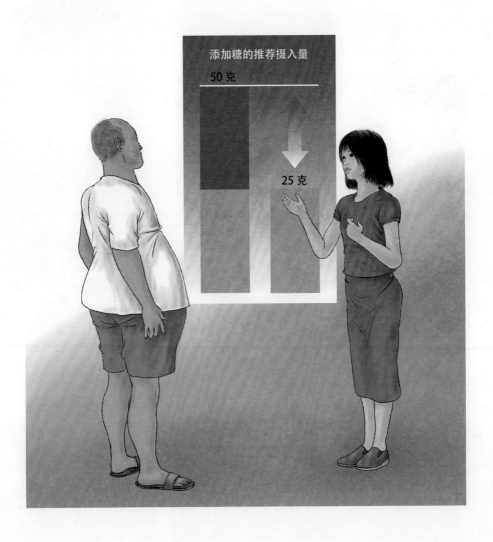

05

儿童青少年不喝或少喝含糖饮料

含糖饮料指含糖量在 5% 以上的饮品。果汁饮料、碳酸饮料中含糖较多，每 100ml 含糖饮料中平均含添加糖 7g。含糖饮料是儿童青少年摄入添加糖的主要来源，建议不喝或少喝含糖饮料。

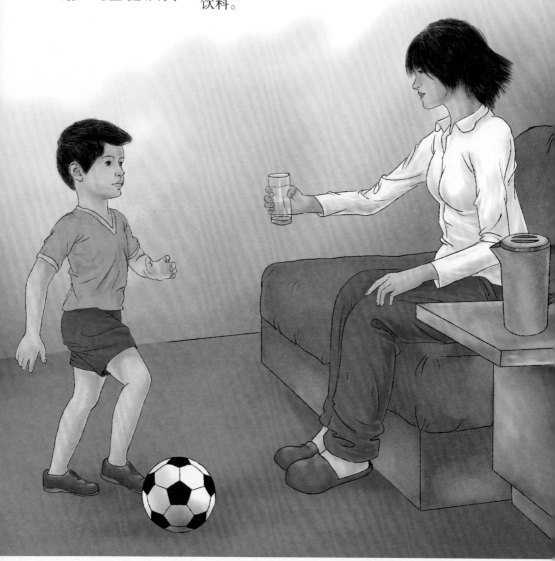

婴幼儿食品无须添加糖

婴幼儿建议以喝白开水为主。如喝果汁要尽可能选择鲜榨汁，不需要额外添加糖。制作辅食时，也应避免人为添加糖，让婴幼儿适应食材的原味，从小养成清淡饮食的习惯。

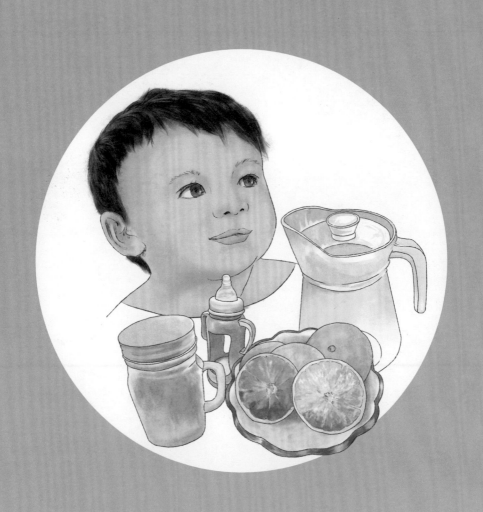

07

减少食用高糖类
包装食品

为达到相应的口味，一些食品在加工时会添加很多糖，如饼干、冰淇淋、巧克力、糖果、糕点、蜜饯、果酱等。应尽量少吃这些食品。

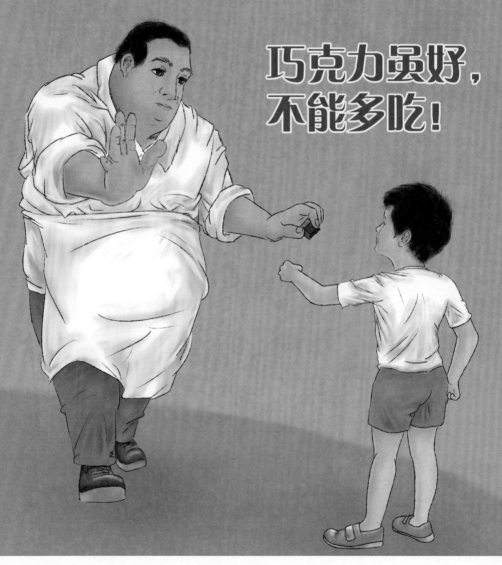

巧克力虽好，
不能多吃！

08
烹饪过程
少加糖

　　家庭烹饪时会以糖作为佐料加入菜肴中。此时应少放糖，或者尝试用辣椒、大蒜、醋和胡椒等为食物提味以取代糖，减少味蕾对甜味的关注。

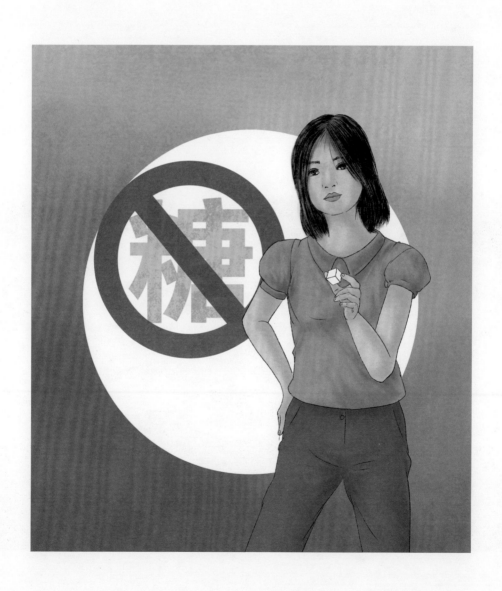

09
外出就餐巧点菜

餐馆里的很多菜品使用了较多的糖，如糖醋排骨、鱼香肉丝、红烧肉、拔丝地瓜、甜汤等。外出就餐时，建议适量选择此类菜品。

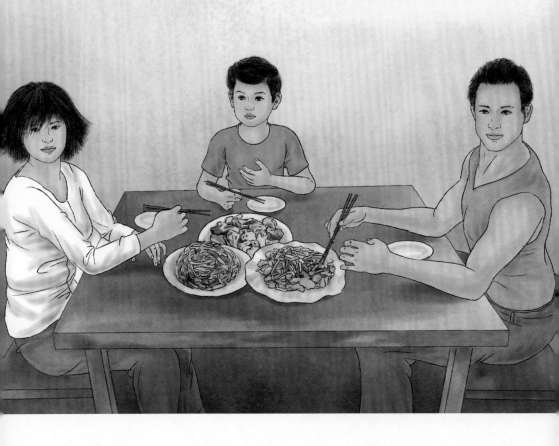

10

**用白开水
替代饮料**

人体补充水分的最好方式是饮用白开水。在温和气候条件下，成年男性每日最少饮用1700ml 水，女性最少饮用 1500ml 水。在炎热夏天，饮水量也需要相应地增加。运动员等特殊人群在补充水分的同时，也要补充一定量的矿物质。

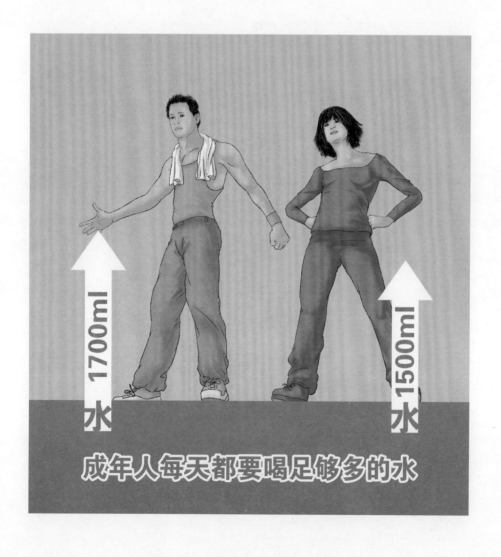

水 1700ml

水 1500ml

成年人每天都要喝足够多的水

第四章 『健康口腔』核心信息

时刻关注
牙齿健康

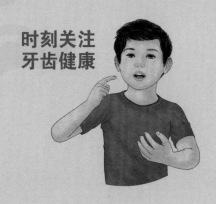

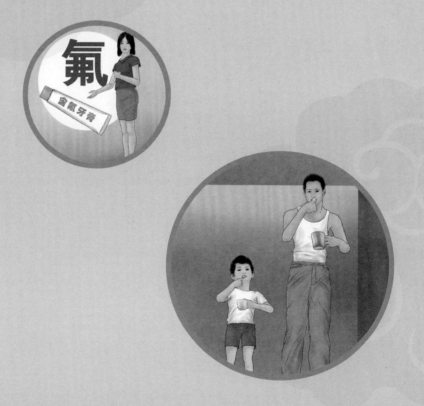

01
关注"口腔健康"

口腔健康指牙齿清洁、无龋洞、无痛感，牙龈颜色正常、无出血现象。龋病和牙周疾病是最常见的口腔疾病。这类疾病的产生均是由附着在牙齿上的细菌堆积形成的菌斑引起，通过自我口腔保健和专业口腔保健清除牙菌斑是维护口腔健康的基础。

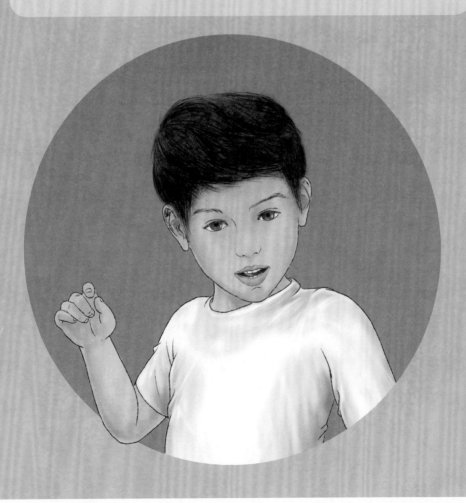

02

定期进行口
腔检查

建议成年人每年口腔检查至少一次，及时发现口腔疾病，早期治疗。提倡学龄前儿童每 6 个月接受一次口腔健康检查，及时纠正吮指、咬下唇、吐舌等不良习惯。

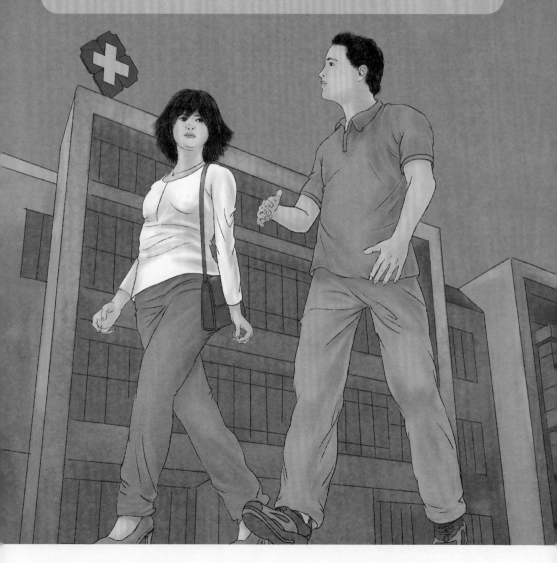

早晚刷牙饭后漱口

刷牙能去除牙菌斑、软垢和食物残渣，保持口腔卫生。坚持做到每天至少刷牙两次，饭后漱口。晚上睡前刷牙尤为重要，刷牙后不再进食。儿童应养成规律饮食的习惯，除每日三餐外，尽量少吃零食。

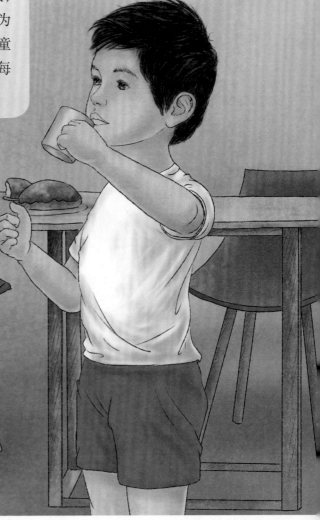

04

提倡使用牙线
清洁牙间隙

刷牙时牙刷刷毛不能完全伸及牙缝隙，建议刷牙后配合使用牙线或牙缝刷等工具辅助清洁，达到彻底清洁牙齿的目的。

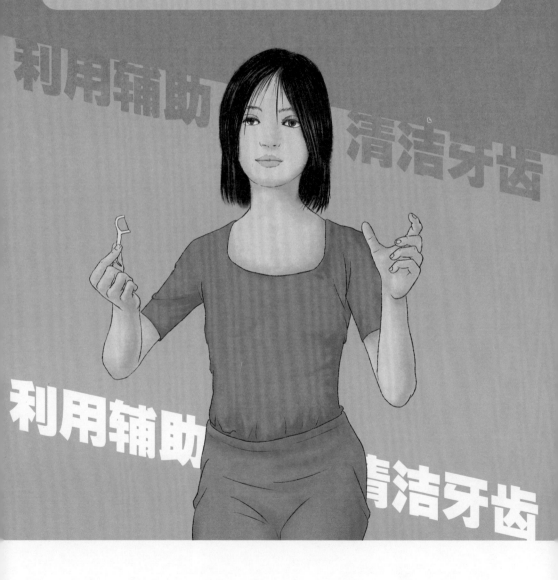

刷牙习惯从儿童养成

　　0～3岁儿童的口腔护理由家长帮助完成；3～6岁儿童由家长和幼儿园老师教授简单的画圈刷牙法，早上独立刷牙，晚上由家长协助刷牙；6岁以上儿童，家长仍需做好监督，确保刷牙的质量和效果。

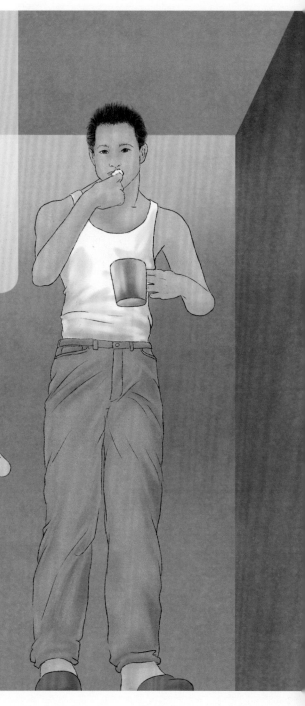

06

窝沟封闭预防窝沟龋

窝沟封闭是预防恒磨牙窝沟龋的最有效方法。6岁左右萌出的第一恒磨牙，与12岁时长出的第二恒磨牙均需及时进行窝沟封闭。做完窝沟封闭的儿童仍不能忽视每天认真刷牙，定期口腔检查，如发现封闭剂脱落应重新封闭。

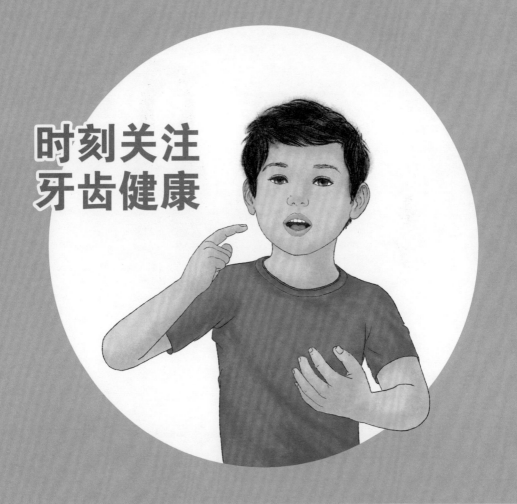

时刻关注
牙齿健康

07
使用含氟牙膏预防龋病

使用含氟牙膏刷牙是安全有效的防龋措施，但应注意的是牙膏不能替代药物，只能起到预防作用，不能治疗口腔疾病。口腔疾病应及时就医治疗。

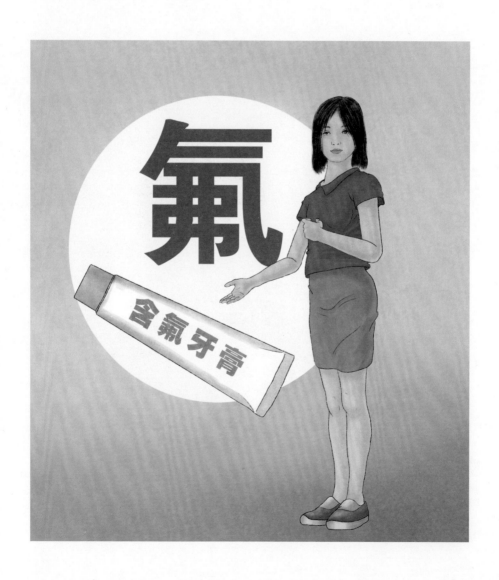

科学吃糖少喝碳酸饮料

经常摄入过多的含糖甜食或饮用过多的碳酸饮料，会导致牙齿脱矿，引发龋病或产生牙齿敏感。吃糖次数越多，牙齿受损几率越大。应尽量减少每天吃糖的次数，少喝或不喝碳酸饮料，进食后用清水漱口清除食物残渣，或咀嚼无糖口香糖，可降低龋齿产生的风险。

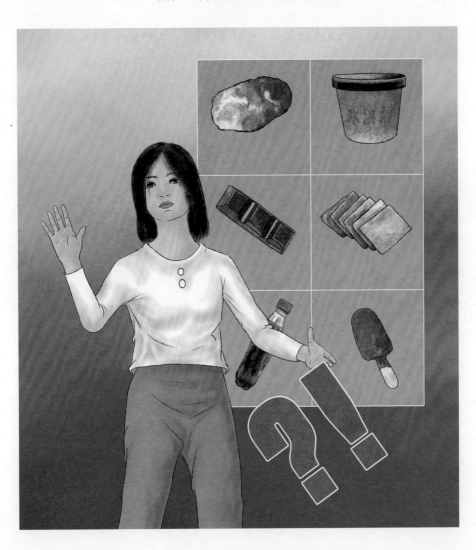

定期洁牙保持牙周健康

建议每年定期洁牙（洗牙）一次。洁牙可能会有轻微出血和短暂的牙齿敏感，但不会伤及牙龈和牙齿，更不会造成牙缝稀疏和牙齿松动，定期洁牙能够保持牙周健康。

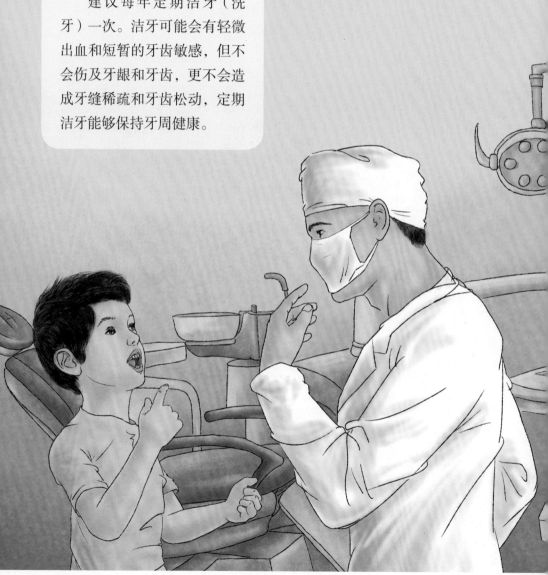

10 牙齿缺失应及时修复

牙齿不仅具有咀嚼食物的功能，还承担辅助发音和维持面容形态的功能。不论失牙多少，都应在拔牙2～3个月后及时进行义齿修复。对于配戴活动假牙（可摘义齿）的老年人，应在每次饭后取出刷洗干净，夜间不戴假牙时应清洗后浸泡在冷水中保存。

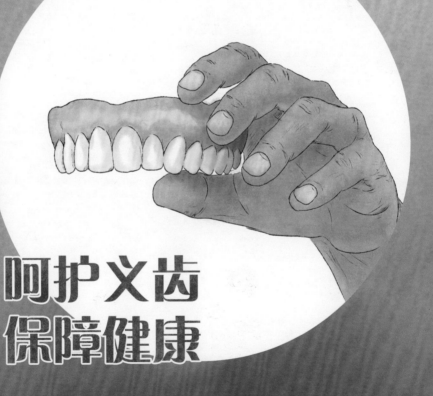

呵护义齿
保障健康

第五章 「健康体重」核心信息

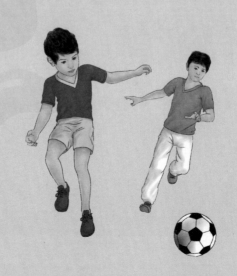

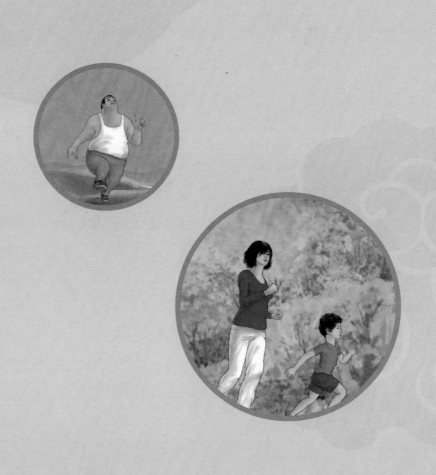

01

维持健康体重

各年龄段人群都应坚持天天运动，维持能量平衡、保持健康体重。体重过低易增加骨质疏松症发生风险，体重过高易发生肥胖、高血压、糖尿病等发病风险。

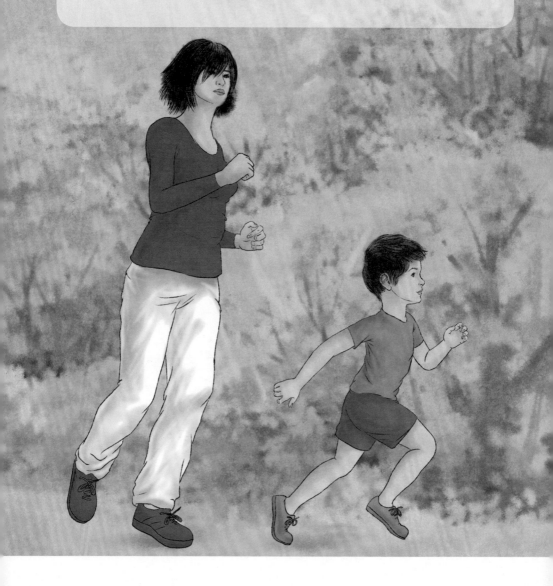

定期测量体重指数（BMI）

体重指数（BMI）：BMI（kg/m²）= 体重（kg）/ 身高²（m²）。18 岁及以上成年人体重指数（BMI）< 18.5 为体重过低；18.5 ≤ BMI < 24 为体重正常；24 ≤ BMI < 28 为超重；BMI ≥ 28 为肥胖。

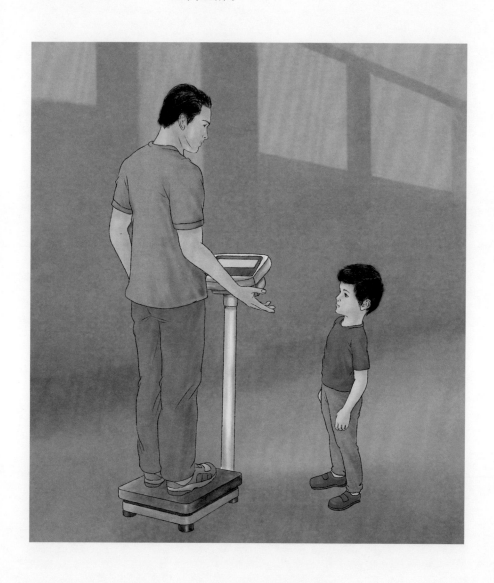

03

维持健康腰围

不健康的饮食习惯和缺乏体力活动是导致腹型肥胖的原因之一。重视控制腰围，预防腹型肥胖，建议男性腰围不超过 85 厘米，女性不超过 80 厘米。

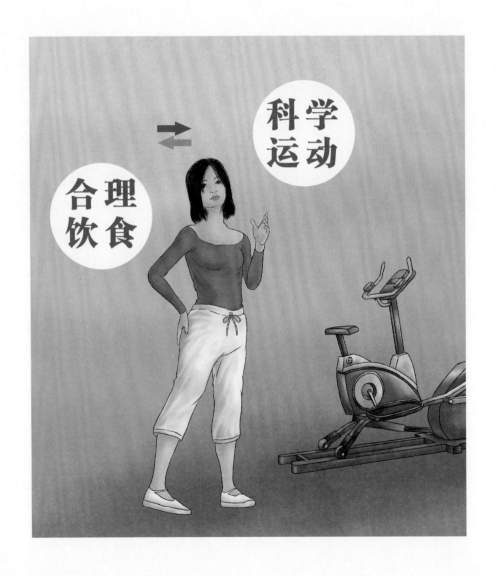

04 践行"健康一二一"理念

健康体重取决于能量摄入与能量消耗的平衡，长期摄入能量大于消耗能量，体重增加；长期消耗能量大于摄入能量，体重减轻。坚持"日行一万步，吃动两平衡，健康一辈子"的健康一二一理念，通过合理饮食与科学运动即可保持健康体重。

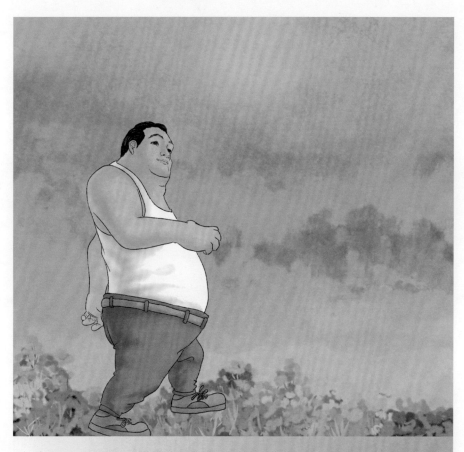

日行10000步

05

食物多样
规律饮食

能量摄入适量，建议平均每天摄入 12 种以上食物，每周 25 种以上。鼓励摄入以复合碳水化合物、优质蛋白质为基础的低能量、低脂肪、低糖、低盐并富含微量元素和维生素的膳食。坚持规律饮食，切忌暴饮暴食。

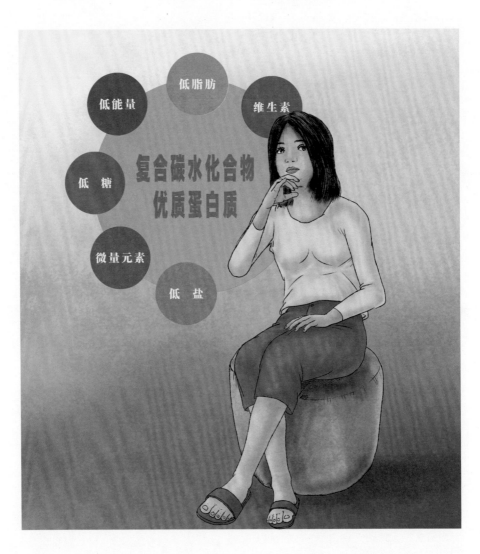

06

坚持中等强度
身体活动

按照"动则有益、贵在坚持、多动更好、适度量力"的原则，选择适合自己的运动方式。推荐每周至少进行 5 天中等强度身体活动，累计 150 分钟以上；坚持日常身体活动，平均每天主动身体活动 6000 步；减少久坐时间，每小时起来动一动。

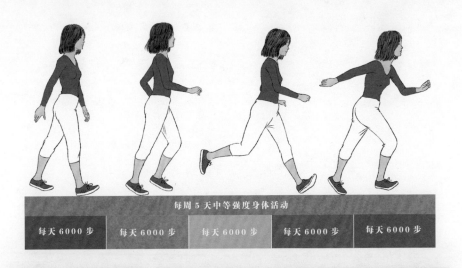

坚持运动

每周 5 天中等强度身体活动

| 每天 6000 步 | 每天 6000 步 | 每天 6000 步 | 每天 6000 步 | 每天 6000 步 |

07

正确树立减重目标

超重肥胖者制定的减重目标不宜过高过快，应逐渐使体重降至目标水平。减少脂肪类能量摄入，增加运动时间和强度，做好饮食、身体活动和体重变化的记录，以利于长期坚持。

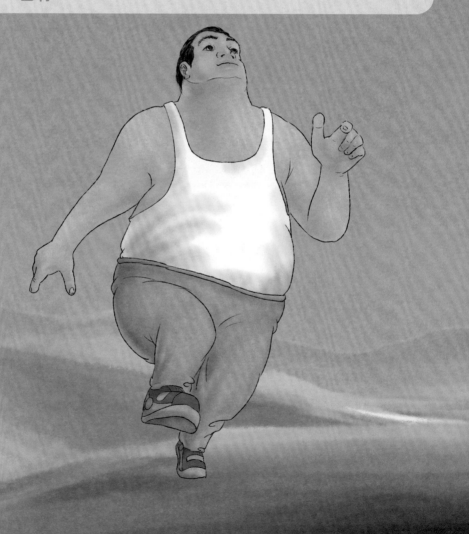

08

关注体重从儿童青少年开始

儿童青少年肥胖不仅会影响身心健康，还会增加其成年后的肥胖风险。儿童肥胖治疗的方法主要为饮食控制、行为修正和运动指导。饮食控制目的在于降低能量摄入，不宜过度节食。儿童应减少静坐时间，增加体力活动和运动锻炼时间。

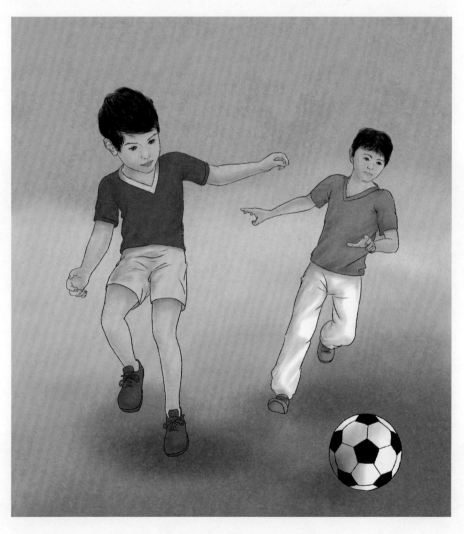

老年人量力而行
适当运动

老年人不必过分强调减重，建议每周至少坚持进行3次平衡能力锻炼和预防跌倒能力的活动，适量进行增加肌肉训练，预防少肌症。

10

**将身体活动融入
日常生活中**

上下班路上多步行、多骑车、少开车；工作时少乘电梯多走楼梯，时常做做伸展运动，减少久坐；居家时间多做家务、多散步，减少看电视、手机和其他屏幕时间。运动要多样化，把生活、娱乐、工作与运动锻炼结合起来，持之以恒。

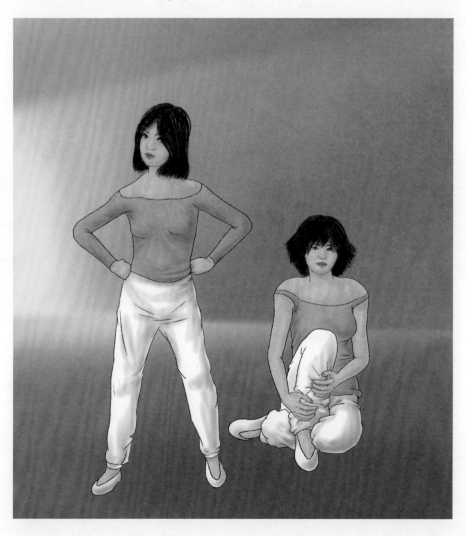

第六章

「健康骨骼」核心信息

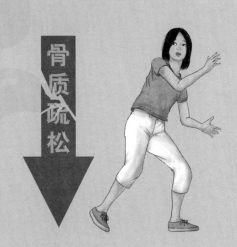

骨质疏松

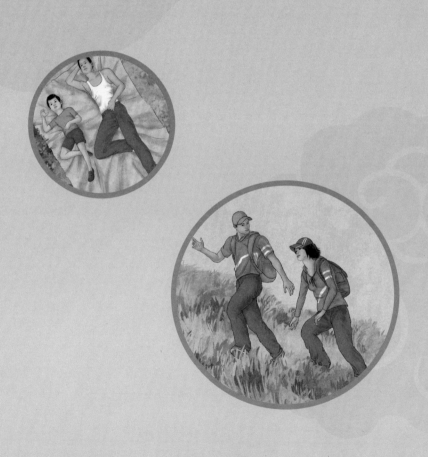

01 认识骨质疏松症

骨质疏松症是中老年人最常见的一种全身性骨骼疾病。主要特征是骨矿物质含量低下、骨结构破坏、骨强度降低和易发生骨折。疼痛、驼背、身高降低和骨折是骨质疏松症的主要表现。骨质疏松症是可防可治的慢性病。

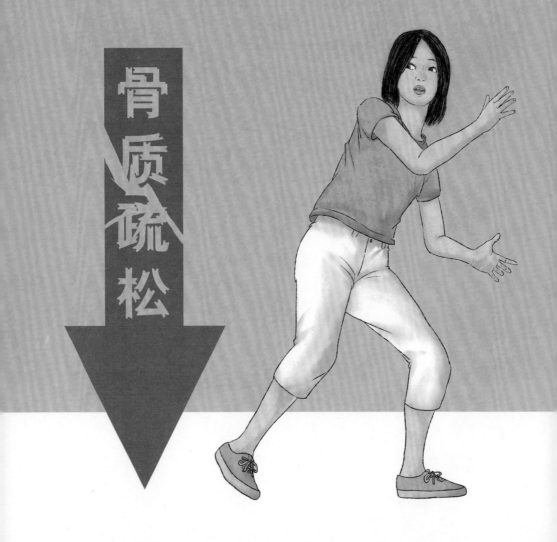

骨质疏松

骨质疏松的
危害

骨质疏松症的严重并发症是骨折。通常在日常负重、活动、弯腰和跌倒后发生。常见的骨折部位是腰背部、髋部和手臂。骨折及并发症严重影响老年人的生活质量。

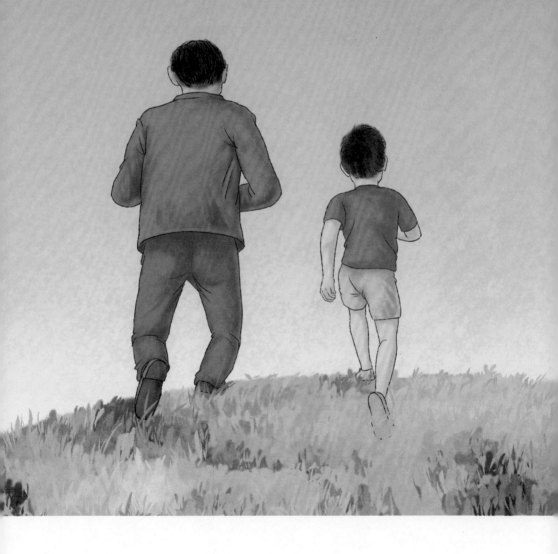

03
关注骨质疏松的预防

各个年龄段的人群都应注重骨质疏松的预防。绝经期后的女性及中老年人是骨质疏松的高发人群。婴幼儿和年轻人的生活方式都与成年后骨质疏松的发生有密切联系。

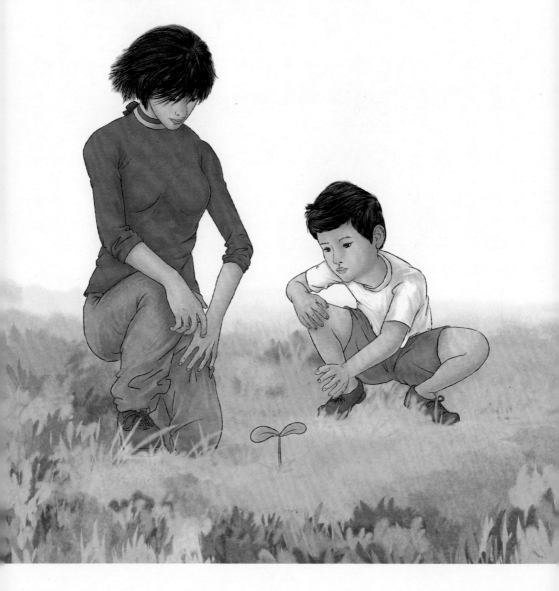

骨量积累不容忽视

人体骨骼中的矿物含量在 30 岁左右达到最高的峰值骨量。峰值骨量越高，相当于人体中的"骨矿银行"储备越多，到老年发生骨质疏松症的时间越推迟，症状与程度也越轻。

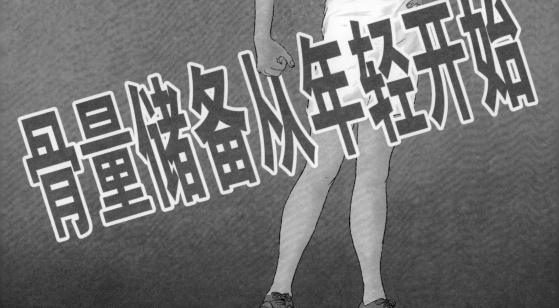

骨量储备从年轻开始

05
均衡饮食促进钙吸收

钙是决定骨骼健康的关键元素。饮食习惯对钙的吸收密切相关。选择富含钙、低盐和适量蛋白质的均衡饮食对预防骨质疏松有益。

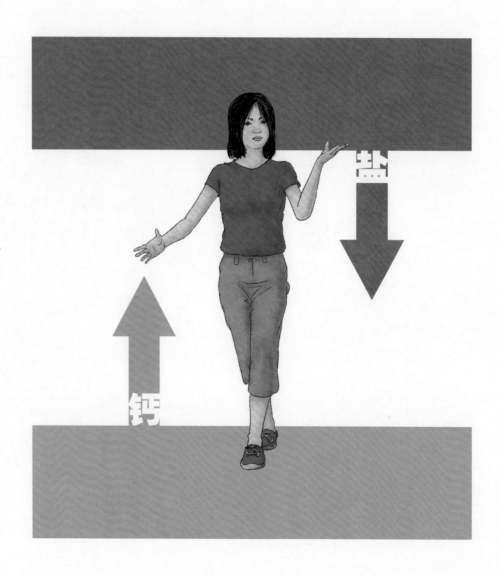

日光照射有助于钙吸收

充足的光照会促进维生素 D 的生成，维生素 D 对钙质吸收起到关键作用。建议每天至少 20 分钟日照时间，提倡中速步行、跑步、骑行等多种户外运动形式。

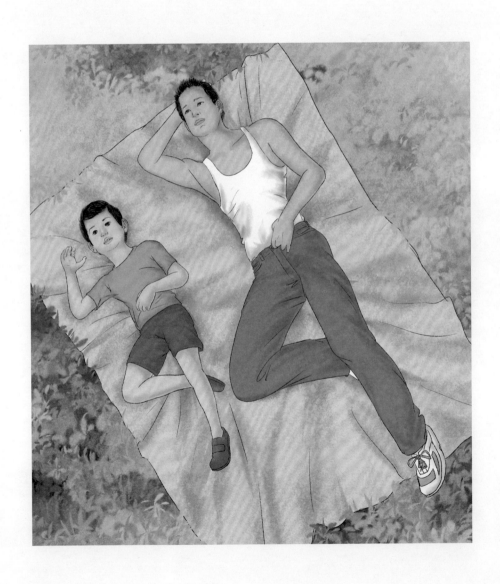

07
坚持运动预
防骨质疏松

保持正常的骨密度和骨强度需要不断的运动刺激，缺乏运动会造成骨量丢失。体育锻炼对于防止骨质疏松具有积极作用，适度负重运动可以让身体获得及保持最大的骨强度。

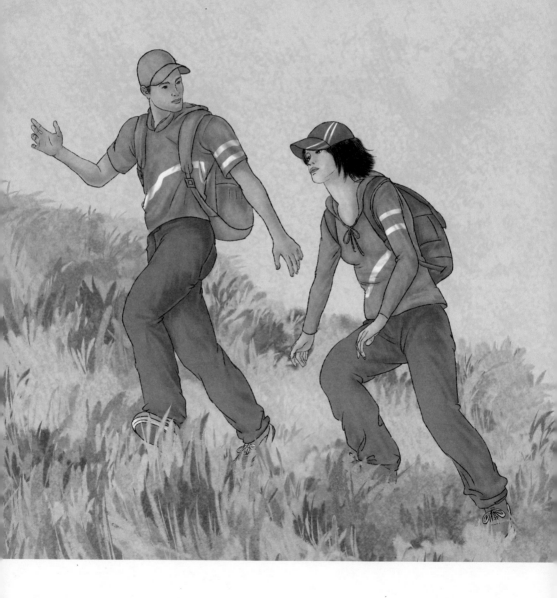

08
预防跌倒提高老年人生活质量

老年人 90% 以上的骨折由跌倒引起。关节的柔韧性和灵活性锻炼运动负荷小，能量消耗低，有助于老年人预防跌倒和外伤，提高老年人的生活质量。

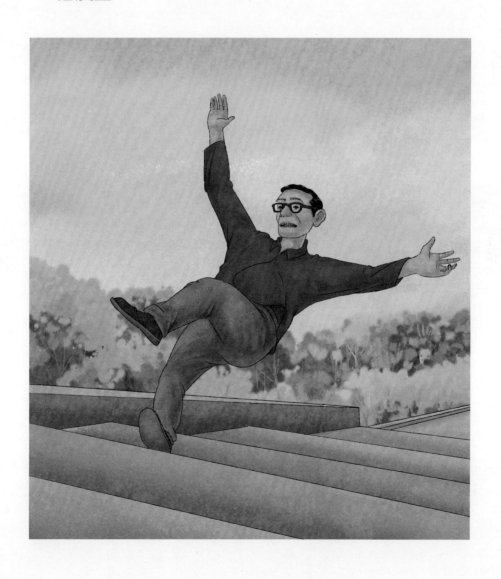

09
改变不良生活习惯

吸烟和过度饮酒等不良生活习惯都会增加骨质疏松风险。《中国居民膳食指南》提出以酒精量计算，成年男性和女性一天的最大饮酒酒精量建议不超过 25g 和 15g，相当于下表的量，高危人群应在此基础上减少。

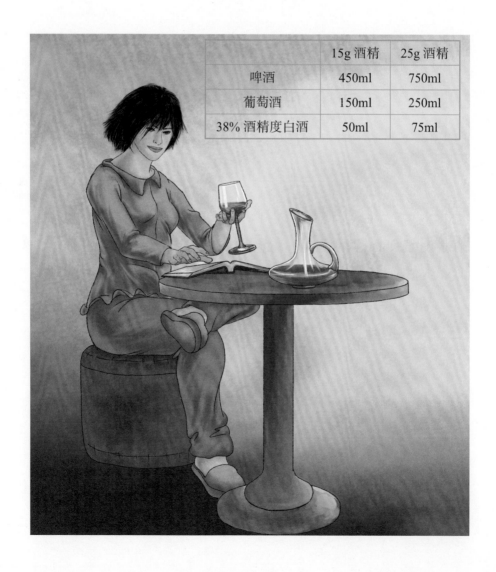

	15g 酒精	25g 酒精
啤酒	450ml	750ml
葡萄酒	150ml	250ml
38% 酒精度白酒	50ml	75ml

10

自我检测鉴别高危人群

以下问题可以帮助进行骨质疏松症高危情况的自我检测。任何一项回答为"是"者，则为高危人群，应当到骨质疏松专科门诊就诊，早诊断、早预防、早治疗。

1. 您是否曾经因为轻微的碰撞或者跌倒就会伤到自己的骨骼？

2. 您连续 3 个月以上服用激素类药品吗？

3. 您的身高是否比年轻时降低了 3 厘米？

4. 您经常过度饮酒吗？（每天饮酒 2 次，或一周中只有 1～2 天不饮酒）

5. 您每天吸烟超过 20 支吗？

6. 您经常腹泻吗？（由于腹腔疾病或者肠炎而引起）

7. 父母有没有轻微碰撞或跌倒就会发生髋部骨折的情况？

8. 女士回答：您是否在 45 岁之前就绝经了？

9. 您是否曾经有过连续 12 个月以上没有月经（除了怀孕期间）？

10. 男士回答：您是否患有阳痿或者缺乏性欲这些症状？

提示：高龄、低体重女性尤其需要注意骨质疏松。医生常用"瘦小老太太"来形容这类高危人群。此外，缺乏运动、缺乏光照对年轻人来讲同样是骨质疏松的危险因素。

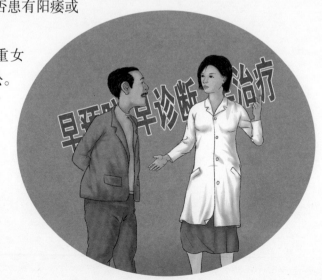